# TITRES

ET

# TRAVAUX SCIENTIFIQUES

DE

## A. L. J. BAYLE,

Docteur et Professeur agrégé de la Faculté de médecine de Paris,
Chevalier de la Légion d'honneur, Officier de l'ordre du Sauveur,
Lauréat de l'Institut, ancien Bibliothécaire adjoint de la Faculté,
Membre de l'Académie royale de médecine de Naples, de la Société de médecine d'Athènes, etc.

A L'APPUI DE SA CANDIDATURE A L'ACADÉMIE IMPÉRIALE DE MÉDECINE

(SECTION DE THÉRAPEUTIQUE ET D'HISTOIRE NATURELLE MÉDICALE).

PARIS

TYPOGRAPHIE DE HENRI PLON,

IMPRIMEUR DE L'EMPEREUR,

8, RUE GARANCIÈRE.

1856

# TITRES

ET

# TRAVAUX SCIENTIFIQUES

DE

## A. L. J. BAYLE,

Docteur et Professeur agrégé de la Faculté de médecine de Paris,
Chevalier de la Légion d'honneur, Officier de l'ordre du Sauveur,
Lauréat de l'Institut, ancien Bibliothécaire adjoint de la Faculté,
Membre de l'Académie royale de médecine de Naples, de la Société de médecine d'Athènes, etc.

# TITRES.

1820. Interne des hôpitaux civils de Paris et de l'hospice des aliénés de Charenton.

1822. Docteur en médecine.

1824. Bibliothécaire adjoint de la Faculté de médecine de Paris jusqu'en 1836.

— L'un des fondateurs et des rédacteurs principaux de la *Revue médicale*, journal des progrès de la médecine hippocratique (jusqu'en 1838).

Ce recueil s'était proposé un but qu'il a toujours poursuivi sans déviation, savoir : de réfuter, à l'aide de l'observation clinique, le système de Broussais lorsqu'il régnait, et de soutenir la doctrine de la force vitale et de la nature médicatrice, d'après les principes établis par le génie d'Hippocrate, en la coordonnant avec les progrès incessants de la science.

1826. Médecin des dispensaires de la Société philanthropique.

1827. Agrégé par concours de la Faculté de médecine de Paris.

— Lauréat de l'Institut (Académie des sciences).

1835. Rédacteur en chef de l'*Encyclopédie des Sciences médicales*, ou Traité général et méthodique des diverses branches de l'art de guérir, et collection des auteurs classiques en 40 volumes in-8°.

— Suppléant de M. le professeur Chomel à la clinique de la Faculté de médecine à l'Hôtel-Dieu.

1841. Chevalier de la Légion d'honneur.

1842. Officier de l'ordre du Sauveur de Grèce.

Paris. — Typographie Henri Plon, rue Garancière, 8.

# TRAVAUX SCIENTIFIQUES.

Ces travaux, publiés de 1822 à 1856, sont distribués suivant la branche de la médecine à laquelle ils appartiennent, sans égard pour leur ordre chronologique.

Ils sont relatifs :

1° A la PATHOLOGIE ET A L'ANATOMIE PATHOLOGIQUE ;

2° A la THÉRAPEUTIQUE ;

3° A l'ANATOMIE ET A LA PHYSIOLOGIE ;

4° A la LITTÉRATURE MÉDICALE.

## I. PATHOLOGIE ET ANATOMIE PATHOLOGIQUE.

1. **Recherches** *sur les maladies mentales*. Dissert. inaugurale. Paris, 1822. 109 pages in-4°.

Il est une maladie si commune, qu'elle atteint chaque année plus de dix mille individus en France, d'après les dernières statistiques ; elle était cependant restée inconnue, lorsque M. Bayle la découvrit parmi les aliénés de la maison royale de Charenton, et la fit connaître en 1822 dans la thèse citée. Cette maladie, c'est la *méningite chronique primitive*, caractérisée par une *aliénation spéciale et par une paralysie générale, incomplète et progressive.*

Voici le résumé textuel des observations de l'auteur :

« Cette maladie reconnaît un grand nombre de causes prédisposantes et occasionnelles; mais chacune d'elles n'agit qu'en appelant le sang vers le cerveau et en l'accumulant dans les vaisseaux de la pie-mère et de l'encéphale. La congestion cérébrale, lente ou subite, qui en résulte, est la cause nécessaire et prochaine de la maladie.

» Les SYMPTÔMES de la méningite chronique peuvent tous se réduire à une paralysie générale et incomplète, et au dérangement des facultés intellectuelles. Ces deux ordres de phénomènes marchent d'un pas égal et proportionnel, et peuvent faire diviser la maladie en trois périodes.

» Dans la *première*, la prononciation est sensiblement embarrassée, la démarche mal assurée; le désordre de l'entendement se manifeste par un affaiblissement de l'intelligence, un délire monomaniaque et ambitieux qui domine plus ou moins le malade, et souvent par un état d'exaltation plus ou moins considérable.

» Dans la *seconde période*, les mouvements de la langue et des membres conservent souvent le même embarras que dans la première, ou deviennent plus difficiles; le délire est maniaque et général, fréquemment accompagné d'idées ambitieuses dominantes; il y a de l'agitation, qui varie depuis la loquacité et la mobilité, qui fait changer continuellement les malades de place, jusqu'à la fureur la plus violente et la plus incoercible.

» Enfin la *troisième période* est, en général, caractérisée par un état de démence et une augmentation de la paralysie générale et incomplète : la parole est bégayée, tremblante, très-difficile, et quelquefois inintelligible; la démarche est vacillante, très-chancelante, ou même impossible; les excrétions sont involontaires; l'entendement, extrêmement affaibli, ne conserve qu'un petit nombre d'idées complétement incohérentes, qui sont tantôt vagues et tantôt plus ou moins fixes; il y a le plus souvent du calme, et de temps en temps une agitation plus ou moins grande. Cette période se termine quelquefois par une paralysie presque complète de tous les mouvements volontaires, et par un état complet d'idiotisme.

» Chaque malade ne présente pas constamment les trois périodes; il n'est pas rare de voir manquer la seconde; celle-ci offre quelquefois une agitation spasmodique, continuelle ou périodique; assez souvent, pendant la troisième, il survient tantôt des attaques de congestion cérébrale accompagnées de pertes de connaissance, quelquefois de mouvements convulsifs et de tremblements, et suivies d'une augmentation des symptômes de la maladie, tantôt des attaques épileptiformes.

» Les CARACTÈRES ANATOMIQUES de cette inflammation chronique sont : l'opacité de l'arachnoïde; son épaississement, qui peut être assez léger, ou égaler et même surpasser l'épaisseur d'une feuille de parchemin ; une augmentation de cohésion et de résistance dont les degrés sont très-variés, et qui est quelquefois si considérable, que la membrane résiste aux efforts que l'on fait pour la déchirer, et soutient le poids de la masse encéphalique sans se rompre ; l'épanchement d'une grande quantité de sérosité, qui se rassemble à la base du crâne, infiltre le tissu de la pie-mère et s'amasse dans les ventricules latéraux, dont elle peut distendre outre mesure les parois, en constituant ainsi une hydrocéphale symptomatique; souvent l'adhérence de l'arachnoïde à elle-même et à la surface extérieure de la substance cérébrale, dans une étendue plus ou moins considérable; assez fréquemment l'injection de la pie-mère et l'épaississement de l'arachnoïde ventriculaire, sur laquelle on voit des granulations très-ténues, perceptibles à l'œil et sensibles au toucher, dans un très-petit nombre de cas; quelquefois des fausses membranes, et rarement des épanchements sanguins entre les deux feuillets de l'arachnoïde. » (*Thèse citée*, 1822, p. 40 et 41.)

---

2. **Nouvelle doctrine des maladies mentales**, mémoire présenté à l'Académie royale de médecine. Paris, 1825. 52 pages in-8°.

Ce travail contient un tableau plus étendu de l'aliénation avec paralysie générale et des idées ambitieuses qui dominent les malades. L'auteur décrit avec détail l'inflammation chronique et spéciale des méninges et l'encéphalite consécutive de la surface du cerveau, et donne dans une série de propositions l'explication pathogénique des symptômes par les altérations anatomiques révélées par l'autopsie.

---

**3. Traité des maladies du cerveau et de ses membranes** (maladies mentales); *ouvrage couronné par l'Académie des Sciences.* 1 vol. in-8° de 624 pages. Paris, 1826.

Ce livre, résultat de l'observation de 1,500 aliénés, est une monographie complète de l'aliénation paralytique, qui n'avait été décrite que succinctement dans les deux travaux précédents. Il contient, en détail ou en résumé, l'histoire de 182 aliénés paralytiques et de 100 ouvertures de cadavres. Les causes, les caractères anatomiques, les phénomènes précurseurs, les symptômes, la marche, les terminaisons, les variétés, les signes et le traitement de la *méningite chronique primitive* et de l'*encéphalite consécutive*, ainsi que de l'*aliénation ambitieuse paralytique* qu'elles produisent, y sont décrits d'une manière si complète, que depuis 30 ans on n'a cessé de confirmer les faits généraux de l'auteur; on n'y a rien ou presque rien ajouté. Un des points sur lequel l'auteur insiste le plus, c'est ce délire ambitieux si curieux qui domine les malades et dont il donne une explication qui jette, d'après lui, beaucoup de jour sur les rapports du physique et du moral.

La maladie décrite par M. Bayle est une individualité morbide, comme la pleurésie et la pneumonie, et aussi facile à reconnaître. Aussi figure-t-elle maintenant dans les ouvrages généraux, comme l'albuminurie découverte par Bright. On peut consulter à cet égard l'article *Méningite chronique* du *Dictionnaire de médecine* (2ᵉ édit.), par Guersant, qui veut bien traiter d'excellent l'ouvrage de l'auteur.

----

**4. Mémoire** SUR LA CAUSE ORGANIQUE DE L'ALIÉNATION AVEC PARALYSIE GÉNÉRALE, lu à l'Académie impériale de médecine le 20 juin 1854. (*Moniteur des Hôpitaux*, t. III, nᵒˢ 60 et 61.)

Il a pour but de prouver que les lésions indiquées plus haut expliquent de la manière la plus naturelle tous les symptômes de la maladie, et de réfuter les opinions contraires.

----

**Appréciation de la découverte de la méningite chronique primitive et de l'aliénation avec paralysie générale** *par les hommes spéciaux et les corps savants.*

Il n'appartient pas à l'auteur d'apprécier lui-même le mérite et la nouveauté de ses recherches. Qu'il lui soit permis seulement de citer quelques-uns des jugements qu'en ont portés les corps savants ainsi que les hommes spéciaux qui s'occupent des maladies mentales.

M. le docteur Alloneau parlait ainsi dans les *Annales du Cercle médical* (1823, p. 255) : « En vain chercherait-on quelques notions de méningite » chronique dans les auteurs anciens et modernes ; on n'en rencontrerait nulle » part. MM. Parent et Martinet avouent ne l'avoir jamais vue passer à l'état » chronique. L'auteur de l'article *Frénésie* du *Dictionnaire des Sciences médi-* » *cales*, émet la même opinion. Le premier médecin qui ait fait connaître cette » maladie d'une manière positive est M. Bayle, dans son ouvrage intitulé : » *Recherches sur l'arachnitis chronique, considérée comme cause de l'aliénation* » *mentale.* »

L'auteur d'une analyse de cette thèse, le docteur Beullac, disait dans le *Bulletin de la Société d'émulation* (avril 1823, p. 247 et 250) : « M. Bayle est » donc le premier qui ait fait connaître cette maladie (l'aliénation avec para- » lysie, suite de méningite chronique), confondue jusqu'alors avec l'aliénation » mentale essentielle. »

En 1826, M. Martinet, auteur avec Parent d'un excellent Traité de l'arach- nitis, s'exprimait ainsi : « La méningite chronique est une maladie primitive, » *sui generis*, et indépendante de toute autre ; nous devons à M. Bayle d'avoir » donné le premier la description de cette affection, qui jette un si grand » jour sur les causes des aliénations mentales. » (*Revue médicale*, 1826, t. III, p. 480.)

« Chez un très-grand nombre de malades, dit Georget, on observe des idées ambitieuses de grandeur, de richesse, de puissance, ainsi que M. Bayle l'a remarqué le premier. » (*Archives de méd.*, t. XIII, 1827, page 314.)

Le docteur Hubert-Rodrigues, médecin attaché à l'hospice des aliénés de Montpellier, parlait ainsi dans un mémoire couronné par la Société d'émulation, et inséré dans la *Revue médicale* de 1838 (t. II, page 23) : « La paralysie » générale des aliénés n'avait été mentionnée qu'en passant ; son histoire com-

» mença à être tracée en détail par M. Bayle, en 1822, dans une dissertation
» intitulée : *Recherches sur les maladies mentales.* »

Le 11 juin 1827, l'Académie des Sciences de l'Institut accordait à M. Bayle
un des prix Montyon pour le Traité des maladies du cerveau et de ses
membranes.

Voici le témoignage d'un des hommes les plus compétents en cette matière,
M. Delasiauve, médecin des aliénés de Bicêtre. « La paralysie générale des
» aliénés, dit-il (*Gazette des Hôpitaux* du 25 juin 1853), qui figure pour
» l'énorme proportion d'un quart dans les tables de nos asiles, n'est pourtant
» connue que depuis un petit nombre d'années.... M. Bayle est le premier qui,
» dans sa thèse inaugurale en 1822, et sous le titre controversable peut-être de
» méningite chronique, ait décrit la paralysie générale comme une forme
» séparée, distincte. Ce remarquable travail, basé sur de nombreuses obser-
» vations exactement recueillies, présente, de l'ensemble et de la marche des
» symptômes, une analyse si complète et si savante, que les écrits postérieurs
» n'en sont pour ainsi dire qu'une paraphrase. »

Au mois de mars 1853, la Faculté de Médecine de Montpellier disait, dans
un Rapport rédigé par une Commission composée des professeurs Alquié,
Dumas, Boyer, Bouisson et Estor : « M. Bayle a décrit le premier de la manière
» la plus complète la méningite chronique primitive, maladie inconnue avant
» lui. Il a décrit aussi le premier la paralysie générale incomplète des aliénés,
» sujet plein d'intérêt, sur lequel l'attention des médecins n'avait point été
» fixée. »

Le docteur Fabre, rédacteur en chef de la *Gazette des Hôpitaux*, rendant
compte, la veille de sa mort subite, du mémoire lu par M. Bayle à l'Académie
de Médecine, le 20 juin 1854, appréciait de la manière suivante les travaux
de cet auteur : « *La découverte de l'aliénation paralytique est certainement la plus*
» *belle conquête que la pathologie mentale ait faite dans le dix-neuvième siècle.* Son
» histoire, quoique récente, est aussi complète que celle des maladies les mieux
» connues; tandis que les aliénations mentales essentielles continuent d'être,
» comme autrefois, l'objet de nombreuses discussions et controverses. » (*Gaz.
des Hôp. du 29 juin 1854.*)

Enfin dans le mois de mai 1855, une brillante discussion s'éleva au sein de
l'Académie Impériale de Médecine sur les maladies mentales. Les avis qui
avaient été très-partagés relativement à la nature et à la classification de la

plupart de ces maladies, furent cependant unanimes dans l'appréciation des travaux de M. Bayle : M. Baillarger dit que ce médecin *avait constitué* la para-lysie générale des aliénés; « les travaux de M. Bayle sur la méningite chronique et l'aliénation ambitieuse et paralytique, assura M. Bousquet, *passent pour une des plus belles acquisitions de la science moderne.* » M. Ferrus s'associa aux éloges donnés par M. Bousquet sur les services rendus par M. Bayle. (*Bulletin de l'Acad.*, t. XX, page 916, 959, 1022.)

---

**5. Éléments de Pathologie médicale,** *ou Précis de médecine théorique et pratique, écrit dans l'esprit du vitalisme hippocratique,* 2 vol. in-8°, Paris, 1856.

Ce livre est le premier essai de pathologie spéciale qui ait été tenté depuis plusieurs siècles pour expliquer toutes les maladies d'après les principes hippo-cratiques. Ces principes établis par le génie du père de la médecine, suivis et développés par les plus grands praticiens qui aient paru dans le monde, ont ce caractère particulier de vérité qu'ils n'ont point vieilli malgré leur ancienneté, et qu'ils peuvent s'appliquer aux conquêtes les plus modernes de la science. On peut les résumer en peu de mots : Le corps de l'homme est animé d'une *force vitale* qu'Hippocrate appelait *nature,* et qui préside à la formation du corps, au développement de ses organes et à tous les phénomènes nutritifs de l'organisme. Cette force est une, et cependant très-variée dans ses effets; comme l'instinct des animaux, elle est empreinte de la plus profonde sagesse, quoique aveugle dans ses procédés (*quàm nihil didicerit facit quæ expediunt.* Hipp.).

Cette force vitale qui conserve le corps dans l'état de santé, le défend et le guérit dans l'état de maladie, c'est la *nature médicatrice.*

Dans toute maladie, il y a une cause intérieure ou extérieure qui *affecte* l'organisme vivant d'une manière nuisible et une *réaction* de cet organisme qui tend à éliminer cette cause, à la neutraliser ou à réparer les dommages qu'elle a produits. *Morbus nihil aliud est quàm naturæ conamen materiæ morbi-ficæ exterminationem in ægri salutem omni opere molientis* (Sydenham). L'*affection,* effet direct de la cause morbifique, consiste dans le trouble immédiat et passif que produisent sur la force vitale et par suite sur les solides et les fluides, les influences dangereuses auxquelles le corps de l'homme est exposé; est elle, à proprement parler, qui constitue l'essence des maladies. Elle est suivie d'une réaction locale ou générale, c'est-à-dire d'un appareil de symptômes dont la tendance est curative, quoique le résultat puisse en être funeste.

C'est la nature qui guérit les maladies (*natura morborum medicatrix*); elle emploie dans ce but trois procédés : 1° le procédé d'élimination, par lequel elle expulse les matières morbifiques convenablement élaborées, par les sueurs, les urines, l'expectoration. les vomissements, la diarrhée, des hémorrhagies, etc.; 2° le procédé de neutralisation, dans lequel elle surmonte la cause du mal sans évacuation, et sans aucun autre phénomène sensible; 3° le procédé de régénération par lequel elle répare les dommages produits par les maladies, comme on en a des exemples dans la formation du cal et des cicatrices, dans la restauration de l'épiderme, du tissu osseux dans le jeune âge, etc.

La nature, c'est-à-dire l'organisme vivant ét réagissant, procure le plus souvent la guérison des maladies; il s'en faut cependant qu'elle puisse toujours obtenir cet heureux résultat, malgré sa tendance curative; ce qui tient à ce que la réaction peut être trop vive, trop faible ou nulle, irrégulière, erronée, radicalement impuissante, par suite de la ténacité ou de la violence des causes morbifiques; de là, des rôles différents pour le médecin : il doit agir contre la cause morbifique et son effet immédiat, l'affection, lorsque cette cause est connue et attaquable; dans les autres cas, il doit exciter la réaction lorsqu'elle est nulle, l'augmenter lorsqu'elle est trop faible, la diminuer lorsqu'elle est trop vive, la régulariser ou la supprimer lorsqu'elle est désordonnée, la détourner lorsqu'elle est erronée, la respecter lorsqu'elle est modérée. L'homme de l'art ne doit jamais oublier qu'il ne peut guérir qu'indirectement et par l'intermédiaire de la force vitale qu'il aide ou qu'il corrige, au besoin.

Telles sont les règles qui doivent diriger le médecin au lit du malade. Quant au choix des moyens à employer, il doit consulter avant tout les résultats généraux d'observation et se souvenir que la thérapeutique ne doit avoir d'autre base qu'un empirisme raisonné, c'est-à-dire que dans le traitement de chaque maladie elle doit puiser dans l'expérience seule sa méthode et ses principes.

Voilà les idées doctrinales principales que l'auteur développe dans l'introduction de son ouvrage.

Ces éléments comprennent la pathologie générale et la pathologie spéciale.

M. Bayle a présenté une nouvelle classification des maladies fondée sur les diathèses, c'est-à-dire sur les modifications morbides intérieures d'où naissent les symptômes. Il partage toutes les maladies en 21 classes, savoir : 1° les fièvres, 2° les phlegmasies, 3° les maladies rhumatismales, 4° les maladies goutteuses, 5° les maladies syphilitiques, 6° les flux ou secrétions augmentées ou altérées, 7° les congestions, 8° les hémorrhagies, 9° les maladies scorbutiques, 10° les névroses, 11° les maladies saturnines, 12° les hydropisies, 13° les maladies chlorotiques, 14° les maladies scrofuleuses, 15° les maladies tuberculeuses, 16° les maladies cancéreuses, 17° les maladies gangréneuses, 18° les maladies vermineuses, 19° les pneumatoses ou maladies flatulentes, 20° les maladies par lésion des propriétés physiques des organes, 21° les empoisonnements ou maladies accidentelles.

Chaque classe de maladies et chacune des maladies qui composent cette classe sont étudiées sous les points de vue de leurs causes, leurs symptômes, leur marche, leur durée, leurs terminaisons, leurs lésions anatomiques, leur diagnostic, leur pronostic et leur traitement. Il y a de plus dans la description générale de chaque classe un article de *pathogénie* dans lequel l'auteur explique l'origine et le développement des symptômes d'après les principes du vitalisme hippocratique.

---

6. **Signe général** DES ALTÉRATIONS DU SANG DANS LES MALADIES. *Mémoire lu à l'Académie impériale de Médecine le 29 mai 1855.* (Gazette des Hôpitaux du 31 mai 1855.)

Des observations nombreuses et exactes de pathologie humaine et comparée, des expériences sur les animaux, des analyses chimiques et microscopiques ont établi de la manière la plus positive que le sang peut s'altérer primitivement ou consécutivement dans les maladies. Plusieurs des modifications morbides auxquelles ce liquide est sujet sont admises par une induction légitime, quoique des expériences directes ne puissent les prouver. On comprend, en effet, que l'analyse d'un sang extrait d'un vaisseau et privé de vie soit souvent incapable de déceler les altérations que ce fluide peut subir pendant qu'il est vivant et circulant. La chimie ne saurait donc nous donner la solution du problème qui fait le sujet de ce mémoire : *Y a-t-il un signe général des altérations du sang dans les maladies?*

La pathologie seule peut nous apprendre si ce signe existe, et dans le cas où nous parviendrions à le découvrir, on sent facilement quelle pourrait être son importance pour le diagnostic, le pronostic, et surtout le traitement des maladies.

Il semble en quelque sorte que pour résoudre une pareille question il faudrait presque voir le sang pendant qu'il circule. Si la chose est impossible d'une manière directe et immédiate, ne pourrait-on pas y arriver d'une manière indirecte et médiate, comme nous arrivons par l'auscultation à écouter médiatement ce qui se passe dans le cœur et les poumons? N'existe-t-il pas un organe général, la *peau*, où le sang arrive sans cesse avec abondance, et où il réfléchit en quelque sorte, comme à travers un voile, sa constitution et sa vie?

Voyons donc ce qui se passe à la surface de la peau dans les maladies où le sang est évidemment altéré.

Commençons par les *fièvres continues graves*. Dans les fièvres typhoïdes, il survient à la peau des taches roses lenticulaires, des pétéchies, des bulles, des ecchymoses et des exanthèmes très-variés. La fièvre jaune se fait remarquer par une teinte jaune de toute la surface du corps, le choléra-morbus asiatique par une couleur bleue des téguments.

Dans les *fièvres éruptives*, où l'infection passagère du sang est prouvée par l'absorption des miasmes spécifiques qui développent ces maladies, nous voyons la peau se couvrir après quelques jours à une fièvre d'invasion, de petites taches rouges dans la rougeole, de larges plaques écarlates dans la scarlatine, de boutons ombiliqués dans la variole, de petites vésicules transparentes dans la suette miliaire, etc.

Voilà donc deux classes de fièvres où un mode quelconque d'infection du sang est établi par des recherches positives, admises aujourd'hui par tous les médecins instruits, et dans lesquelles nous remarquons, comme caractère général et commun, une coloration morbide ou une éruption à la surface des téguments. La coïncidence constante de ces deux ordres de faits (l'infection et l'éruption) dans des maladies aiguës nombreuses ne doit-elle pas induire à penser qu'il y a entre eux une corrélation de cause à effet?

Continuons le même raisonnement et voyons si les *maladies chroniques*, dans lesquelles on est généralement d'accord pour reconnaître une altération du sang, ne présenteraient pas en même temps un changement correspondant dans la coloration de la peau, ou une forme quelconque d'éruption. Si cela était, ne semble-t-il pas que la forte présomption à laquelle nous sommes arrivés sur le signe que nous cherchons se changerait en certitude?

Parcourons successivement les maladies syphilitiques, chlorotiques, cancéreuses, scorbutiques et saturnines.

La syphilis est certainement une des affections chroniques où se montre de la manière la plus frappante le signe que nous avons trouvé dans les fièvres. L'infection humorale ne saurait être révoquée en doute ici par les esprits les plus sceptiques; tout le monde y croit. Eh bien, c'est aussi dans la syphilis un peu ancienne et devenue constitutionnelle que les éruptions cutanées se montrent sous toutes les formes. La peau se couvre de taches d'un rouge cuivré, de vésicules, de phlyctènes, de pustules, de tubercules, de papules et d'écailles.

Dans la chlorose et l'anémie, où le sérum du sang est augmenté et ses globules diminués, l'état de ce sang aqueux ne se voit-il pas en quelque sorte à travers la peau, qui est pâle, décolorée et couleur de cire blanche qui a vieilli?

Dans la cachexie cancéreuse, toute la surface de la peau prend une teinte jaune paille qui est vraiment caractéristique.

Les maladies scorbutiques présentent constamment, à une époque de leur cours, des taches bleuâtres, livides ou noirâtres, et souvent des ecchymoses plus ou moins étendues. Il n'est pas rare de voir la peau s'ulcérer et ces ulcères devenir le siége d'hémorrhagies abondantes.

Enfin les maladies produites par l'intoxication saturnine ont pour caractère une pâleur particulière qui ne ressemble nullement à la pâleur chlorotique.

Donc, le signe général des altérations du sang dans les maladies que je viens d'examiner consiste dans une coloration anormale ou dans les éruptions à la peau, et les signes particuliers de chacune de ces altérations correspondent à des nuances et à des formes diverses de cette coloration et de ces éruptions.

Le rôle de ces affections survenues à la peau diffère beaucoup suivant les maladies, car tantôt elles sont purement *symptomatiques*, tantôt elles sont *critiques*.

La coloration jaune de la peau dans la fièvre de ce nom, la couleur bleue des cholériques, la pâleur de cire vieillie des chlorotiques, les pétéchies et les ecchymoses des scorbutiques, la teinte jaune paille des cancéreux ne sont qu'une des formes *symptomatiques* diverses par lesquelles ces maladies se révèlent à nous; mais elles ont cela de particulier qu'elles nous indiquent les altérations que le sang a subies. Ce fluide, dans sa circulation perpétuelle de l'intérieur à l'extérieur, passe sans cesse dans la peau, d'où il retourne au centre circulatoire. Pendant ce mouvement, cette enveloppe demi-transparente réfléchit en quelque sorte, par les désordres de coloration qu'elle éprouve, les graves transformations du liquide nourricier. Ainsi, comme je l'ai dit plus haut, nous voyons ici, jusqu'à un certain point, le sang lui-même d'une manière médiate, comme à travers un voile.

Les choses se passent tout autrement dans les éruptions cutanées *critiques*, quoiqu'elles révèlent aussi les altérations du sang.

Lorsque les miasmes contagieux de la rougeole, de la scarlatine et de la variole ont pénétré dans l'organisme, absorbés par les poumons ou par la peau, ils ne décèlent d'abord leur présence par aucun trouble des fonctions ; ensuite surviennent des malaises, des lassitudes et des frissons : ce sont les premiers signes de l'action de la cause morbifique qui affecte passivement l'économie ; bientôt commence la réaction générale ; elle se manifeste par la fièvre, l'éternument, la toux, le larmoiement, l'angine, les vomissements, etc. Nul doute alors que le sang ne soit altéré par son mélange avec le principe contagieux qui circule avec lui et dont la nature cherche à le débarrasser par toutes les voies. Au bout de quelques jours, elle parvient à le chasser à la peau ; l'éruption se montre, et l'on voit la fièvre se calmer ou même cesser entièrement. Cette diminution ou cette cessation de la réaction générale par l'apparition de l'exanthème n'est-elle pas une preuve que la maladie s'est améliorée en se localisant, que le poison miasmatique n'est plus dans le sang, mais qu'il est dans les téguments, où il doit subir une série de transformations qu'il n'est pas dans mon plan d'examiner ? Tout ce que je veux prouver, c'est que l'exanthème des fièvres éruptives est critique, c'est-à-dire le résultat de cette force médicatrice qui tend à expulser les causes morbifiques, et en même temps qu'il est un signe d'une infection préalable du sang.

Tout ce qui précède s'applique à la pathologie tout entière, comme l'auteur l'établira dans un mémoire inédit dont ceci n'est qu'un aperçu succinct.

M. Bayle croit donc avoir découvert un signe qui manquait à la pathologie humorale ; il résume ce fait général par les deux aphorismes suivants :

Les colorations morbides de la peau et les éruptions qui se développent a sa surface sont les signes des altérations sanguines ;

La peau est le miroir du sang.

7. **Mémoire** *sur les hallucinations des sens* ( *Rev. méd.*, 1825, t. I.)

C'est un tableau des différentes formes que peuvent revêtir les illusions morbides des sens. Ce mémoire se termine par l'histoire d'une démonomanie, avec hallucinations de tous les sens, guérie par le traitement moral.

8. Deux **Mémoires** sur l'influence des phlegmasies gastro-intestinales chroniques sur la production des maladies mentales, et *vice versá* ( *Rev. méd.*, 1827, t. III et IV).

9. **Mémoire** *sur la fièvre putride et gangréneuse* (*Rev. méd.*, 1826, t. II).

Composé de dix observations qui prouvent que le sang est susceptible de s'altérer primitivement et de contracter un certain degré de putridité soit spontanément, soit sous l'influence d'une infection miasmatique extérieure.

10. **Mémoire** *sur la goutte anomale.* 45 pages in-8°. (*Rev. méd.*, 1824, t. II.)

L'auteur tire des faits qui composent ce mémoire les conclusions suivantes : que la goutte peut affectér tous les organes et tous les tissus, et prendre toutes les formes symptomatiques ; qu'elle est une maladie spéciale, consistant en une altération humorale ou dans la formation d'un fluide morbifique particulier.

11. **Mémoire** sur deux cent onze malades observés à la Charité, dans les salles de clinique de la Faculté, en 1825 (*Rev. méd.*, 1824, t. IV. 48 pages in-8°).

12. **Observations** de méningite aiguë (*Rev. méd.*, 1827, t. II).

13. Article **Phrénésie** de l'Encyclopédie méthodique (*Dict. de méd.*), t. XI, page 717.

14. **Traité des maladies cancéreuses,** ouvrage posthume de G.-L. Bayle, médecin de la Charité et de l'empereur Napoléon Ier ; revu, augmenté et terminé par son neveu, A.-L.-J. Bayle. Paris, 1833, 2 vol. in-8°.

15. **An organorum degenerationes** AB UNA ET EADEM CAUSA PENDENT? Thèse du concours pour l'agrégation. In-4°. Paris, 1827.

C'est une réfutation de la doctrine physiologique, qui prétendait que l'inflammation était la cause de toutes les lésions organiques.

16. **Mémoire** SUR LE CANCER DU CŒUR (avec M. le professeur Andral). (*Rev. médic.*, 1824, t. I.)

Ce travail renferme trois observations sur cette espèce de cancer, qui avait été à peine entrevu jusqu'alors.

17. **Observations** DE RUPTURE DU CŒUR. (*Revue médic.*, 1824, t. III.)

18. **Histoire** D'UNE MALADIE TUBERCULEUSE GÉNÉRALE. (*Rev. méd.*, 1828, t. IV.)

Masses tuberculeuses dans le médiastin antérieur, sur les côtés et devant la colonne vertébrale, dans l'abdomen et les aines ; tubercules miliaires dans le foie chez un vieillard de 75 ans.

19. **Observations** D'APOPLEXIE PULMONAIRE FOUDROYANTE. (*Revue médicale*, 1828, t. II.)

20. **Observations** D'ANÉVRISMES DE LA CROSSE DE L'AORTE MÉCONNUS PENDANT LA VIE. (*Bibliothèque médicale*, t. LXXV.)

Les sujets n'avaient présenté pendant la maladie que les signes d'une lésion du larynx.

21. **Observations** D'ARTÉRITE. (*Ibid.*, t. LXXIII.)

Indépendamment du trouble de la circulation, la maladie s'est terminée par la gangrène des extrémités.

22. **Observations** DE CANCER DU CERVEAU. (*Nouvelle Bibliothèque médicale*, 1823, t. I.)

## II. THÉRAPEUTIQUE.

———

**23. Bibliothèque de thérapeutique.** *Quatre volumes in-8°.* Paris, 1828-1837.

A l'époque où parut le premier volume de cet ouvrage, une foule de médecins, abusant de l'anatomie pathologique, ne trouvaient d'autres bases à la médecine que les lésions que l'on découvre à l'ouverture des cadavres; d'autres, en plus grand nombre encore, infatués des principes de la doctrine physiologique, n'admettaient plus d'autres médicaments que les antiphlogistiques. La vertu des agents les plus héroïques était révoquée en doute; un scepticisme général, en fait de thérapeutique, s'était emparé des esprits. L'auteur de ce livre crut que le meilleur moyen de résister à ces funestes idées systématiques, c'était d'en appeler à l'observation pure, à un empirisme raisonné.

Il partit de cette idée qu'on ne peut concourir efficacement à l'art de guérir qu'en augmentant le nombre des traitements empiriques, c'est-à-dire fondés sur l'expérience. « Un seul chemin, dit-il, peut conduire à ce but : c'est d'expérimenter les agents thérapeutiques, de recueillir des masses de faits sur leur emploi, de soumettre ces faits à un examen sévère, et de résumer toutes les circonstances de leur administration. On arrive ainsi, par voie d'induction, à des principes généraux de médecine pratique d'autant plus dignes de confiance, qu'ils sont eux-mêmes les conclusions d'un plus grand nombre de cas particuliers. » Fidèle à ce principe dans la composition de son livre de thérapeutique expérimentale, M. Bayle a recueilli en substance ou par extrait douze mille faits sur quinze agents pharmaceutiques importants; il les a rapprochés, comparés et discutés, et en a tiré des conclusions générales 1° sur leurs effets primitifs ou physiologiques, 2° sur leurs effets secondaires ou thérapeutiques, c'est-à-dire sur leur application au traitement des maladies.

Cet ouvrage, mentionné de la manière la plus honorable dans le *Traité de thérapeutique* de MM. Trousseau et Pidoux (préface de la 1re édit.), a été jugé

3

d'une manière très-favorable par les hommes qui s'occupent spécialement de cette branche de la science.

« Si l'on réfléchit, dit M. Gendrin, combien il est difficile de juger des effets » des médicaments, combien il est facile de s'en laisser imposer par une mul- » titude de circonstances accessoires, on sera convaincu qu'on ne peut atteindre » à la vérité, dans les observations thérapeutiques, qu'avec des soins et des » précautions infinies; encore ne trouve-t-on la preuve de cette vérité que dans » les résultats généraux de beaucoup de faits. Ces motifs, et bien d'autres, nous » conduisent à dire qu'un ouvrage comme celui de M. Bayle doit exercer une » grande influence sur les progrès de la thérapeutique. » (*Journal général de médecine*, t. cvii, p. 240.)

M. Sandras s'exprime ainsi dans le tome iii des *Transactions médicales* (p. 324) : « M. Bayle a pris une des meilleures voies pour arriver au but de tous » nos efforts ; il pouvait, mieux que personne, travailler à rapprocher les faits » épars résultant des travaux entrepris sur les substances les plus actives de la » matière médicale. Presque tous les auteurs, presque tous les mémoires origi- » naux ont été consultés par lui. Cette première partie de son travail est faite » avec une conscience scrupuleuse... On lui rend partout cette justice que, » quand il croit, il est de bonne foi, et qu'il doute où l'observation s'arrête... » Au total, ce qui peut être contesté dans le livre de M. Bayle n'est pas de lui, » et les résumés qui lui appartiennent ne méritent presque que des éloges. » Un peu plus loin, M. Sandras veut bien traiter ce travail d'immense et de difficile.

M. Gibert termine de la manière suivante une analyse étendue de la *Biblio- thèque de thérapeutique :* « C'est une consolation pour le médecin praticien, que » ce répertoire de richesses thérapeutiques, publié après tant de livres prétendus » cliniques, et qui ne sont que de véritables nécrologes. Tout le monde, au- » jourd'hui, sent le besoin d'abandonner les voies de la mort pour revenir à » celles de la vie ; tout le monde reprend avec ardeur les études pratiques, si » négligées depuis trente ans. Ce mouvement des esprits ne peut qu'être puis- » samment secondé par la publication de deux ouvrages, glorieux monuments » élevés à la thérapeutique par des hommes bien dignes de nous servir de » guides dans cette voie de science et d'humanité... le *Dictionnaire* de MM. Mé- » rat et De Lens, et la *Bibliothèque* de M. Bayle. On peut, sans flatterie, appli- » quer à ces auteurs ce que Cicéron disait de l'avocat : *Vir probus et bene » dicendi peritus.* » (*Revue médicale*, t. iii, 1835, p. 393.)

**24. Dictionnaire des travaux de thérapeutique médicale et chirurgicale** ET DE CLINIQUE THÉRAPEUTIQUE insérés dans les journaux de médecine depuis le commencement du dernier siècle jusqu'à nos jours.

Cet ouvrage, qui doit avoir 10 volumes, est préparé, mais n'est pas encore publié. Le prospectus seul a paru en juillet 1851.

**25. Mémoire** sur 118 cas qui se sont présentés à la clinique de la Faculté de médecine, à l'Hôtel-Dieu, à la fin de 1835, pendant que M. Bayle faisait la suppléance de M. le professeur Chomel. (36 pages. *Revue médicale*, t. ɪ, 1836.)

Les faits les plus remarquables de ce relevé sont 14 cas de fièvre typhoïde grave guérie par les toniques et le vin de Malaga. — 1 cas de la même maladie guérie par l'éther phosphoré.—1 cas de rhumatisme articulaire chronique guéri par le stramonium. — 1 cas d'hypertrophie de la langue guérie par l'hydrochlorate d'or, etc.

**26. Appel** aux médecins sur la nécessité d'étudier la thérapeutique (*Rev. méd.*, 1828).

**27. Mémoire** sur l'emploi de l'iode contre les tumeurs du sein (*Rev. méd.*, t. ɪɪɪ, 1828).

**28. Mémoire** sur l'emploi de l'iode contre les tumeurs blanches (*Rev. méd.*, 1829, t. ɪ et ɪɪ).

**29. Cas** de pneumonie traitée par l'émétique à haute dose (*Rev. méd.*, 1828, t. ɪᴠ.)

**30. Note** sur le traitement de l'épidémie d'acrodynie (*Rev. méd.*, 1828, t. ɪᴠ).

**31. Observations** de salivation spontanée traitée par la cannelle (*Rev. méd.*, 1828, t. ɪᴠ).

**32. Note** sur l'emploi du chlore contre la phthisie pulmonaire. (Clinique du 4ᵉ dispensaire.) — (*Rev. méd.*, 1829, t. IV.)

Sur douze femmes malades, dix n'éprouvèrent aucune amélioration de ce traitement ; une fut considérablement soulagée, la douzième fut guérie.

**33.** *An curatio herpetis specifica?* In-4°. Paris, 1824.

**34. De l'influence** DU CLIMAT D'HYÈRES SUR LA CONSERVATION DE LA SANTÉ ET LA GUÉRISON DES MALADES.

Dans le livre de M. Denis, député du Var, sur la ville d'Hyères. Toulon, 1842.

## III. ANATOMIE ET PHYSIOLOGIE.

35. **Traité élémentaire d'anatomie.** 1 vol. de 511 pages. (6 éditions de 1824 à 1855.)

Cet ouvrage est aujourd'hui classique en France et à l'étranger. Il en a été vendu 16,000 exemplaires en 30 ans, sans compter les cinq éditions de la contrefaçon belge. Il existe deux traductions anglaises, deux allemandes, trois italiennes, une espagnole et une arabe.

36. **Atlas** ÉLÉMENTAIRE D'ANATOMIE DESCRIPTIVE, *représentant toutes les parties du corps humain*, avec 45 planches gravées sur cuivre et un texte explicatif. 188 pages petit in-f°. Paris, 1827.

37. **Manuel** D'ANATOMIE GÉNÉRALE (conjointement avec M. Hollard). 1 vol. in-18. Paris, 1827.

38. **Mémoire** SUR QUELQUES POINTS DE LA PHYSIOLOGIE DU SYSTÈME NERVEUX. 37 pages in-8° (*Revue médicale*, 1824, t. II).

L'auteur cherche à établir, à l'aide de quelques faits nouveaux de pathologie, que les sensations peuvent quelquefois se conserver dans les membres inférieurs, séparés du centre nerveux par une grave lésion de la moelle épinière, et que les facultés intellectuelles se conservent parfois en grande partie avec des lésions énormes du cerveau.

39. **Mémoire** SUR LA PARALYSIE DU MÊME CÔTÉ QUE LA LÉSION CÉRÉBRALE QUI L'OCCASIONNE. (23 pages in-8°, *Revue médic.*, t. 1, 1824.)

Indépendamment du fait de physiologie pathologique indiqué par le titre de ce mémoire, et qui se trouve appuyé par sept observations, ce travail tend à

prouver que les faisceaux nerveux qui composent la moelle allongée peuvent
quelquefois, par suite d'une anomalie anatomique, ne pas s'entre-croiser avant
de parvenir à l'encéphale. C'est l'explication la plus probable de l'exception à
la loi si générale de l'entre-croisement de la paralysie avec la lésion cérébrale
qui l'occasionne.

## IV. LITTÉRATURE MÉDICALE.

Nous passons sous silence un grand nombre d'articles de critique médicale que M. Bayle a publiés dans les cinquante-six premiers volumes de la *Revue médicale*, pendant qu'il était l'un des rédacteurs principaux de ce journal. — Nous nous bornerons à indiquer un certain nombre de travaux qui ne peuvent entrer que dans cette division, ainsi que la part qu'il a prise à une grande publication qu'il avait conçue et qu'il a dirigée comme rédacteur en chef. Cette publication a pour titre :

**40. Encyclopédie des sciences médicales** ou *Traité général et méthodique des diverses branches de l'art de guérir, et collection des auteurs classiques.* 40 volumes in-8°. Paris, 1834 à 1844.

Cet ouvrage forme un vaste ensemble, partagé en sept divisions. La *première* comprend les sciences préliminaires (anatomie et physiologie); la *seconde*, la médecine ; la *troisième* la chirurgie; la *quatrième*, l'obstétrique; la *cinquième*, les sciences accessoires (chimie, physique, histoire naturelle, pharmacie); la *sixième*, l'histoire de la médecine, la biographie et la bibliographie médicales, et enfin la *septième* est consacrée à la collection des auteurs classiques. Les auteurs qui font partie de cette dernière division sont les suivants : Hippocrate, Celse, Sydenham, Stoll, Morgagni, Huxham, Pringle, Tissot, Zimmerman, Barthez, Corvisart, Bayle, etc., etc.

M. Bayle a formé et exécuté le plan de l'*Encyclopédie*, et en a revu tous les matériaux émanés de divers auteurs; il est l'auteur des préfaces, d'un grand nombre de notes, du complément de la *Biographie médicale* d'Éloy et de sa distribution par ordre chronologique, etc.

**41. Traduction** du *Traité de médecine pratique* de Joseph Frank, intitulé : *Praxeos medicæ præcepta universa.* 12 vol. in-8°, Leipzig, 1827-1834. — Traduction française, Paris, 1837-1842. 6 vol. in-8°.

M. Bayle a été aidé dans ce travail par quelques collaborateurs.

M. Frank a bien voulu donner au traducteur les témoignages les plus flatteurs de satisfaction, comme on peut le voir à la fin du tome vi.

**42. Notice** historique sur G.-L. Bayle, médecin de l'empereur Napoléon I<sup>er</sup> et de l'hôpital de la Charité, oncle de l'auteur. Brochure in-8°, 58 pages. Paris, 1833.

**43. Notice** historique sur R.-T.-H. Laënnec, professeur à l'École de médecine et au collége de France. Paris, 1826.

**44. Rapport** fait au congrès médical de France, au nom d'une commission, sur les questions de la responsabilité médicale et du secret des médecins. (Actes du congrès, 1846, page 152.)